AF285704

Leaky Gut Syndrom für Einsteiger

- *Das Selbsthilfebuch* -

Wie Sie die Symptome eines durch-
lässigen Darms richtig deuten, die
Ursachen erkennen und Ihren Darm
Schritt für Schritt heilen

Christoph Beckonert

INHALT

Das erwartet Sie

Wer mit der Diagnose „Leaky-Gut-Syndrom" konfrontiert wird, merkt bei der eigenen Recherche wahrscheinlich schnell, dass das Thema relativ komplex ist. Aber warum ist das eigentlich so?

Als „Leaky-Gut-Syndrom" bezeichnet man einen Zustand, in welchem die Schleimhaut unseres Darms auf mikroskopischer Ebene durchlässig ist, leider aber eben nicht nur für Nährstoffe und andere für Körperfunktionen wichtige Moleküle, sondern auch für Stoffe, die eigentlich mit dem Stuhlgang hätten ausgeschieden werden müssen, dazu zählen zum Beispiel Krankheitserreger und

Toxine, wie Alkohol. Gelangen diese Stoffe durch die Darmschleimhaut, werden sie danach durch unser Blut in den Kreislauf aufgenommen. Darauf reagiert unser Körper vor allem mit entzündlichen Reaktionen, die zu einer Vielfalt an Beschwerden führen können.

In diesem Ratgeber erhalten Sie ausführliche Informationen über den Aufbau unseres Verdauungstraktes, vor allem des Darms, die Ursachen und Folgen eines Leaky-Gut-Syndroms und Informationen zur Diagnosestellung. Aber am wichtigsten ist ja eigentlich die Frage: Wie bekomme ich das wieder in den Griff? Die Behandlung eines Leaky-Gut-Syndroms basiert vor allem auf drei Säulen: auf einer Umstellung der Ernährung, der Reduktion von Stress und dem Wiederaufbau des Mikrobioms im Darm. Zusätzlich gibt es ein ausführliches Kapitel zu sogenannten Differentialdiagnosen, also zu Krankheitsbildern und Beschwerden, die zu ähnlichen oder gleichen Symptomen führen, denen aber andere Ursachen zugrunde liegen und die deshalb auch anders behandelt werden müssen. Differentialdiagnosen eines Leaky-Gut-Syndroms sind zum Beispiel eine Histaminintoleranz oder das Reizdarmsyndrom, beide verursachen bei Betroffenen fast identische Beschwerden.

Durch ausführliche Informationen rund um das Thema Ernährung und Darmgesundheit und mithilfe zusätzlicher Tipps zum Stressmanagement erhalten Sie die ideale Basis, mit der Sie die Beschwerden des Leaky-Gut-Syndroms lindern oder sogar ganz verschwinden lassen können. Klingt doch gar nicht so schlecht, oder?

Was ist überhaupt ein „Leaky Gut"?

Nun, erst einmal ist es wichtig, zu wissen, dass der Leaky Gut keine anerkannte Diagnose der Schulmedizin ist. Die Thematik Leaky Gut lässt sich eher in das Gebiet der Alternativmedizin einordnen, entgegen der Behauptung mancher bedeutet das aber nicht, dass der Leaky Gut ausgedachter Firlefanz ist. Aktuell gibt es nur eben keine evidenzbasierte Grundlage zur Annahme, dass ein durchlässiger Darm Ursache für Krankheiten, wie Neurodermitis und Rheuma, oder dauerhafte Beschwerden, wie

Durchfall und Müdigkeit, ist. Dass die Darmwand durchlässig sein kann, ist aber auch schulmedizinisch bekannt und beispielsweise der Fall bei Morbus Crohn oder nach starkem Konsum von Medikamenten und Alkohol. Der Unterschied zwischen Alternativ- und Schulmedizin liegt beim Thema Leaky Gut darin, dass die Schulmedizin aktuell nicht der Meinung ist, eine durchlässige Darmwand sei der Grund für die eben beispielhaft genannten Erkrankungen. Wenn Sie mich fragen, hat das Ganze ein bisschen was von der Frage, was denn nun zuerst da war – das Huhn oder das Ei?

Jetzt aber zum eigentlichen Thema. „Leaky Gut" – das bedeutet im Englischen etwa „durchlässiger Darm". So ein durchlässiger Darm kann eine lange Liste an Problemen mit sich bringen, fast so wie ein „Domino-Effekt". Wie Sie sich sicherlich vorstellen können, führt eine undichte Wand im Darm dazu, dass alles, was wir in unseren Magen-Darm-Trakt aufnehmen, auf irgendeinem Wege an Orte gelangt, wo es nicht hingehört. Bei einer Person mit einer intakten Darmschleimhaut würden diese Stoffe eben nicht ins Blut gelangen, sondern mit dem Stuhlgang ausgeschieden werden.

Beim Leaky-Gut-Syndrom kann unsere Darm-schleimhaut nicht mehr angemessen auf Schad-stoffe und Erreger, beispielsweise Bakterien, rea-gieren. Dadurch wird die Schleimhaut durchlässig und eben genannte Schadstoffe können ungehin-dert aus dem Darm austreten. Durch unser Blut gelangen sie so in den Kreislauf. Logischerweise reagiert der Körper auf schädliche Stoffe im Kreis-lauf sofort und da liegt auch schon das Problem. Die Folgen eines durchlässigen Darms sind am Ende allergische und entzündliche Reaktionen, mit denen der Körper die schädlichen Stoffe zu be-kämpfen versucht.

Stellen Sie sich einen Maurer vor, der mal hier und dort an etwas Mörtel beim Bau eines Hauses spart. Die Fassade wird undicht und es regnet her-ein. Ganz so einfach ist es natürlich nicht, aber im Großen und Ganzen beschreibt dieses Beispiel, was beim Leaky-Gut-Syndrom in unserem Körper passiert.

UNSER VERDAUUNGSSYSTEM – EINE ÜBERSICHT

Der Verdauungstrakt eines Menschen ist ein sehr komplexes System und besteht aus vielen Bestandteilen, die alle gut aufeinander abgestimmt sein müssen. Das Leaky-Gut-Syndrom tritt vor allem im Dickdarm auf, aber um Probleme und Krankheiten des Magen-Darm-Traktes erkennen und verstehen zu können, reicht es nicht, sich nur den betroffenen Teil anzuschauen.

Die Verdauung unserer Nahrung beginnt bereits im Mund und nicht, wie oft fälschlicherweise angenommen, im Magen. Nach Aufnahme der Nahrung über den Mund wird die Nahrung mithilfe unserer Zähne und der Zunge zerkleinert. Außerdem wird dem Mund der Speichel zugeführt, der in den Speicheldrüsen hergestellt wird. Beim Kauprozess wird dieser mit dem Nahrungsbrei vermengt. Unser Speichel enthält die sogenannte Amylase, das ist ein Enzym, welches Kohlenhydrate in Zucker spaltet. Wenn Sie ein Stück Brot gut zerkauen und vor dem Herunterschlucken noch eine Weile im Mund behalten, haben Sie vielleicht schon einmal bemerkt, dass das Brot schnell beginnt, süß zu schmecken. Genau an dieser Stelle merken Sie, wie die Amylase die Kohlenhydrate des Brotes in Zucker spaltet. Über den Rachen gelangt die Nahrung in die Speiseröhre und von dort aus in den Magen. Im Magen werden von den Magendrüsen pro Tag etwa zwei Liter an Verdauungssekret, dem Magensaft, gebildet. Er besteht vor allem aus Salzsäure, die im Magen allerdings sehr stark verdünnt vorliegt. Zusätzlich enthält der Magensaft noch das Enzym Pepsin, welches Proteine spalten kann, und den sogenannten Intrinsic Factor. Dieser Intrinsic Factor dient der Aufnahme von Vitamin B12 im Dünndarm.

Wie ein Schlauch schließt sich dem Magen dann der Zwölffingerdarm an, er wird auch Duodenum genannt. In das Duodenum münden Gänge aus dem Pankreas, der Bauchspeicheldrüse und aus der Gallenblase, die den Dünndarm mit weiteren Verdauungssekreten anreichern. Im Sekret des Pankreas befinden sich weitere Enzyme zur Spaltung von Kohlenhydraten, Proteinen, Fetten, Cholesterin und Nukleinsäuren, wie DNA und RNA. Das Sekret aus der Galle enthält hauptsächlich Gallensäuren, die vor allem der Verdauung und Verwertung von Fetten dienen. Übrigens wird die Flüssigkeit der Galle in der Leber produziert, die Gallenblase dient lediglich zur Speicherung dieser Flüssigkeit. Dem Zwölffingerdarm folgt dann der restliche Dünndarm, dessen Aufgabe die Spaltung und Verwertung von Nährstoffen ist. Nach dem Dünndarm folgt der Dickdarm. Dieser dient im Wesentlichen nur der Resorption, also Aufnahme, von Wasser aus dem Nahrungsbrei und dickt diesen somit ein. Der Dickdarm ist deutlich stärker von Bakterien besiedelt als der Dünndarm. Damit die Bakterien und der Nahrungsbrei nicht zurück vom Dickdarm in den Dünndarm gelangen, sind die beiden durch eine Art Klappe voneinander getrennt. Nach dem Dickdarm gelangt der Stuhl in den Mastdarm und wird von dort ausgeschieden.

DER DARM ALS TEIL DES IMMUNSYSTEMS

Unser Darm, beziehungsweise unser Magen-Darm-Trakt, ist ein riesiges Organ. Er liegt auf engstem Raum verschlungen in unserer Bauchhöhle, kann aber in Summe eine Länge von sieben oder acht Metern erreichen. Das ist ganz schön viel, finden Sie nicht auch?

Damit ist es aber nicht genug. Um möglichst viele Nährstoffe aus unserer Nahrung aufnehmen zu können, braucht unser Darm eine möglichst große Fläche. Die Aufnahme von Nährstoffen durch unseren Darm nennt sich Resorption. Da im menschlichen Körper aber nun eben nicht unendlich viel Platz vorhanden ist, hat die Natur sich etwas anderes zum Zwecke der Oberflächenvergrößerung einfallen lassen. Unser Darm besteht, mikroskopisch gesehen, aus Millionen von sogenannten Zotten und Krypten. Das sind mikroskopische Erhöhungen und Vertiefungen unserer Darmschleimhaut. Stellen Sie sich eine Landschaft vor, in der immer abwechselnd Berge und Täler vorkommen, und das millionenfach. Durch diese Bauweise ist unser Darm dazu in der Lage, auf kleinstem Raum eine riesige Fläche aufweisen zu können, nämlich fast 400 Quadratmeter. Das entspricht fast einem ganzen Basketballfeld!

Im Querschnitt gesehen besteht unser Darm aus 3 Schichten. Die innerste, welche direkt mit der Nahrung in Kontakt kommt, ist eine Schleimschicht, auch Mucosa genannt. Sie besteht aus den

Enterozyten, also den typischen Zellen des Darms, und außerdem befindet sich auf ihr besonders viel lymphatisches Gewebe in Form von mikroskopisch kleinen Lymphfollikeln. Diese dienen der Immunabwehr. In der Mitte liegt eine Muskelschicht, die noch einmal aus zwei Lagen besteht, einer Ringmuskelschicht und einer Längsmuskelschicht. Dadurch bleibt der Darm in Bewegung und kann durch Kontraktionen die Nahrung weiter transportieren. Das nennt man auch Peristaltik. Die äußerste Schicht nennt sich Adventitia oder Serosa, je nach Lage im Bauchraum, sie grenzt den Darm vom Bauchraum ab und besteht hauptsächlich aus Bindegewebe. Die einzelnen Zellen des Darms sind untereinander durch sogenannte Tight Junctions verbunden, das sind Proteinkomplexe, welche den Zellverband an Ort und Stelle halten.

Ein ebenfalls sehr wichtiger Teil unseres Darms ist das Mikrobiom, auch bekannt als Darmflora. Der Begriff Darmflora ist allerdings etwas irrtümlich, da es sich bei den Mitbewohnern in unserem Darm natürlich nicht um Pflanzen handelt, deswegen werde ich ihn hier nicht weiter nutzen. Die meisten Bakterien unseres Mikrobioms finden sich im Dickdarm auf der Schleimschicht, also der innersten Schicht. Man geht davon aus, dass auf den Wänden unseres Darms bis zu 1.000 verschiedene Arten von Bakterien leben, das Gewicht von ihnen schätzt man auf fast 1,5 Kilogramm! Das erscheint uns ziemlich viel, aber wenn man sich überlegt, wie viele Aufgaben diese Organismen für uns übernehmen, erklärt das schon einiges.

Die Bakterien unseres Darms zersetzen Kohlenhydrate und Eiweiße, produzieren Vitamine, neutralisieren Schadstoffe und dienen der Immunabwehr. Bakterien haben in der Regel ein eher schlechtes Image, da wir sie häufig mit Krankheiten oder Infektionen assoziieren. Ganz so einfach ist es aber nicht, schauen wir uns das mal genauer an. Die Bakterien, die uns nützen, indem sie beispielsweise Vitamine produzieren oder die Verdauung durch Spaltung von großen Molekülen unterstützen, leben mit uns in der Regel in einer Symbiose oder als Kommensalen. Symbiose bedeutet, dass Wirt (Mensch) und Parasit (Bakterium) beide voneinander profitieren, denn die Bakterien unterstützen unsere Nährstoffversorgung und der Mensch bietet dem Bakterium einen Ort, an dem es sich optimal vermehren und wachsen kann. Eine Win-win-Situation also. Kommensalen hingegen sind Lebewesen, die einen Vorteil durch den Wirt erhalten, ihm aber weder nützen noch schädigen. Allerdings können diese pathogen werden, also eine Krankheit auslösen oder Beschwerden verursachen. Das passiert beispielsweise, nachdem ein Mensch Antibiotika über einen längeren Zeitraum eingenommen hat, denn Antibiotika, wie der Name schon vermuten lässt, hemmen oder töten Bakterien. Wie man den Darm nach der Einnahme von Antibiotika wieder ins richtige Gleichgewicht bringen kann, erkläre ich an späterer Stelle. Und jetzt genug von der Anatomie unseres Darms. Viel wichtiger ist ja, was es nun mit diesem „Leaky Gut" auf sich hat.

WIE ENTSTEHT DER LEAKY GUT?

Wodurch genau die Darmwand durchlässig wird, ist noch nicht ganz klar und hängt wahrscheinlich von mehreren Faktoren ab. Beispielsweise können die Mucosa und das Mikrobiom angegriffen werden, wodurch die Immunabwehr gehindert ist. Möglich ist auch, dass die Tight Junctions, also die Verbindung der Zellen untereinander, zerstört oder gelockert werden, sodass schädliche Stoffe einfacher zwischen den entstandenen Lücken „durchwandern" können.

Vermutet wird, dass bestimmte Toxine, zum Beispiel Alkohol, Nikotin und Medikamente, wie Cortison, das Leaky-Gut-Syndrom auslösen. Möglicherweise können aber auch bestimmte Nahrungsmittel zum Leaky Gut führen, aktuell stehen dort vor allem Zucker und Weißmehl im Verdacht, aber auch fermentierte Lebensmittel, wie Tofu oder Sojasoße. Dauerhafter Stress und eine ungesunde Lebensweise, beispielsweise durch wenig Sport, können die Entstehung eines Leaky-Gut-Syndroms ebenfalls fördern. Negativ für die Darmgesundheit sind auch Zytostatika, das sind Medikamente, die bei der Behandlung von Krebs durch Chemotherapie genutzt werden, da sie die Zellteilung hemmen und sehr aggressiv wirken. Deswegen bekommen Patienten unter der Behandlung mit Chemotherapeutika auch oft zusätzlich Darmprobleme. Grundsätzlich ist also alles, was sowieso ungesund ist, fördernd für einen Leaky Gut.

FOLGEN EINES LEAKY GUTS

Wie ich bereits angerissen hatte, gelangen durch die durchlässige Darmwand Stoffe in unser Blut und in unseren Kreislauf, die dort eigentlich nicht hingehören. Der Körper wehrt sich dagegen, indem er versucht, die Schadstoffe durch allergische und entzündliche Reaktionen unschädlich zu machen. Dadurch kann es zu vielen verschiedenen Symptomen kommen, die es durch ihre Vielfalt schwer machen, sie eindeutig mit dem Leaky-Gut-Syndrom zu identifizieren. Beispielsweise können Betroffene an Schmerzen in Gelenken und Muskeln leiden sowie an Konzentrationsstörungen, Akne, Neurodermitis, Müdigkeit, Hautrötungen, Juckreiz, starken Bauschmerzen und Durchfall.

Eine Studie von Smith et al. im Journal of Rheumatology zeigt bereits in den 80er Jahren, dass Patienten mit rheumatischen Erkrankungen eine erhöhte Permeabilität, also Durchlässigkeit, in ihrer Darmschleimhaut aufwiesen. Eine andere Studie von schwedischen Forschern der Universität Malmö zeigte 2014, dass bei an Multipler Sklerose erkrankten Patienten schon lange vorher ein Leaky Gut bestand.

DIE DIAGNOSE

Um das Leaky-Gut-Syndrom zu diagnostizieren, gibt es verschiedene Möglichkeiten. Da die Symptome allerdings so vielseitig und eher unspezifisch sind, ist der Weg zur richtigen Diagnose meist lang.

Eine diagnostische Option ist der Lactulose-Mannitol-Test. Lactulose ist ein Zucker, der aus zwei verschiedenen Zuckermolekülen besteht, Mannitol hingegen ist ein Zuckeralkohol. Eine Mischung aus Lactulose und Mannitol wird dem Patienten verabreicht, einige Stunden später lassen sich dann Urin und Blut auf die beiden Stoffe untersuchen. Ein auffälliger Lactulose-Mannitol-Test kann Hinweise auf ein Leaky-Gut-Syndrom geben.

Ferner gibt es die Möglichkeit, den Gehalt an Zonulin im Blut oder im Stuhl zu testen. Zonulin ist ein Protein, das von der Mucosa im Darm abgesondert werden kann. Es wird vermutet, dass Zonulin die Permeabilität der Darmschleimhaut erhöht, indem es die Tight Junctions lockert. Das ist aktuell aber noch eine Theorie und ist noch nicht abschließend erforscht. In der Theorie können also erhöhte Zonulin-Werte ebenfalls ein Indiz für den Leaky Gut sein. Kritisiert wird an diesem Test, dass er der Komplexität der Darmschleimhaut und ihrer Funktion bei der Nährstoffverwertung nicht gerecht wird, weil er die physiologischen Prozesse im Darm viel zu stark vereinfacht. Aktuell wird der Zonulin-Test von den meisten gesetzlichen Krankenkassen nicht übernommen. Beide Tests stehen in der Kritik und sind nur anhand der Testergebnisse nicht aussagekräftig. Eine Diagnose sollte nie aus nur einem Test bestehen, sondern immer zusätzlich durch eine ausführliche Anamnese, eine körperliche Untersuchung und durch Ursachenforschung gestellt werden. Das gilt nicht nur für das Leaky-Gut-Syndrom, sondern eigentlich für alle Krankheitsbilder.

Im Internet finden sich etliche Selbsttests für das Leaky-Gut-Syndrom. Die einen bieten Tests an, die ganz einfach zu Hause durchführbar sein sollen, anderen hingegen kann man beispielsweise Stuhlproben zusenden, die dann in einem Labor untersucht werden. Von solchen unseriösen Angeboten möchte ich Ihnen abraten. Solche Tests sind in der Regel unglaublich teuer und ihr Geld nicht wert, da dort irgendwelche Diagnosen gestellt werden, ohne die Hintergrundgeschichte des Patienten oder der Patientin zu kennen. Sie sind definitiv nicht aussagekräftig und können die Konsultation eines Arztes oder einer Ärztin in keinem Fall ersetzen.

Leaky Gut und Histamin- intoleranz

Histamin – schon mal davon gehört? Histamin ist ein Hormon im menschlichen Körper, es besteht aus einer Art Abwandlung der basischen Aminosäure Histidin. Hergestellt wird es unter anderem von den sogenannten Mastzellen, diese kommen vor allem in der Haut und im Magen-Darm-Trakt vor. Sie spielen insbesondere bei allergischen Prozessen eine wichtige Rolle, weil sie Antigene erkennen können und dementsprechend reagieren. Aber auch durch die Nahrung können wir große Mengen an Histaminen aufnehmen, dazu später mehr. Im Magen-Darm-Trakt reagieren sie bei Kontakt mit krankheitserregenden Stoffen, beispielsweise, indem sie die Ausschüttung von Flüssigkeit in den Darm und die Peristaltik erhöhen.

So kann es zu Durchfall und zur schnelleren Verdauung und Ausscheidung von schädlichen Stoffen kommen. Abgebaut wird das Histamin im Körper durch die Diaminoxidase, kurz DAO oder Histaminase. Die Funktionen des Histamins sind vielfältig und sehr verschieden, abhängig davon, an welchem Organ es gerade wirkt. Im Magen erhöht Histamin die Ausschüttung der Magensäure. Im Kreislaufsystem kann es Gefäße erweitern oder verengen, also die Blutzirkulation beeinflussen. Zusätzlich kann Histamin die glatte Muskulatur in unseren Bronchien kontrahieren lassen, als glatte Muskulatur bezeichnet man die Muskulatur, die der Mensch selbst nicht willentlich steuern kann, so können die Bronchien verengt werden und Atemprobleme, wie zum Beispiel beim Asthma, können die Folge sein. Eine gewisse Menge an

Histamin kann jeder Mensch gut vertragen, wird jedoch mehr Histamin zu sich genommen, kommt es zu allergischen Reaktionen, zum Beispiel zu Juckreiz, Hautrötungen, Quaddeln, Atemnot, Durchfall und starken Bauchschmerzen.

So viel zu Histamin im Allgemeinen – nun möchte ich näher auf die Histaminintoleranz eingehen. Bei einer Histaminintoleranz ist die Menge an Histamin, die ein Mensch problemlos zu sich nehmen kann, deutlich herabgesetzt. Zu den eben genannten Symptomen bei einer „Überdosis" Histamin kommt es bei intoleranten Menschen deutlich schneller. Die Ursache einer Unverträglichkeit von Histamin ist meistens ein Mangel oder eine Fehlfunktion der Diaminoxidase, also des Stoffes, der Histamin eigentlich abbauen soll. So häuft sich Histamin im Körper an und es kommt zur allergischen Reaktion.

Leider gibt es aktuell keine Therapie für eine Histaminintoleranz, jedoch können die Symptome durch eine histaminarme Ernährung deutlich gelindert werden. Die Einnahme von Diaminoxidase, also dem Enzym, was bei histaminintoleranten Menschen fehlt, stellt aktuell keine Alternative zur Histamin armen Ernährung dar, da eine positive Wirkung in Studien bis jetzt nicht belegt werden konnte. Generell lässt sich sagen, dass bei lange gereiften, gelagerten und gegärten Lebensmitteln der Gehalt an Histamin steigt. Lebensmittel, die viel Histamin enthalten und deswegen gemieden werden sollten, sind zum Beispiel:

• Fleisch in Form von Bratwurst, Aufschnitt, Salami usw.

• Gesalzener und getrockneter Fisch und Meeresfrüchte

• Käse (insbesondere stärker gereifte Sorten, zum Beispiel Parmesan)

• Rotwein

• Fermentiertes, zum Beispiel Tofu und Sojasoße

• Tomaten, Auberginen, Spinat

• Kiwis, Erdbeeren, Zitrusfrüchte

• Kakao und Schokolade

• Zitronen und Erdbeeren (streng genommen enthalten diese nicht besonders viel Histamin, sie bewirken allerdings eine Freisetzung von Histamin in den Mastzellen und sollten daher vermieden werden)

Das mag jetzt so klingen, als dürfte man bei einer Histaminintoleranz nichts mehr essen. Dem ist natürlich nicht so. Ich möchte hier betonen, dass es darum geht, histaminarm und nicht histaminfrei zu essen. Denn eine gewisse Menge an Histamin tolerieren ja auch histaminintolerante Menschen, nur eben weniger als andere. Ihnen jetzt eine komplette Liste an histaminarmen Lebensmitteln an die Hand zu geben, würde hier zu weit führen. Im Internet gibt es unzählige Listen, an denen Sie sich gut und ausführlich orientieren können. Zu den Lebensmitteln, die wenig Histamin enthalten und in der Regel problemlos gegessen werden können, gehören unter anderem:

• Fleisch und Fisch in unverarbeiteter und nicht konservierter Form

• Milch, Frischkäse, Quark

• Chiasamen, Flohsamen, Leinsamen, Kokosnuss, Pistazien, Kürbiskerne

• Viele Gemüse- und Früchtearten, zum Beispiel Blaubeeren, Äpfel, Mangos, Melonen, Gurke, Brokkoli, Kartoffeln, Möhren und einige weitere

Einen Goldstandard zur Diagnose einer Histamin-intoleranz gibt es aktuell nicht. Von Tests zur Messung der Konzentration von Histamin oder Diaminoxidase im Blut wird eher abgeraten, da sie sich bis jetzt nicht als aussagekräftig herausgestellt haben. Es gibt aber die Möglichkeit eines Pricktests, hier wird ein kleiner Prick in die Haut gesetzt und mit Histamin beträufelt. Bei einer Intoleranz bilden sich meist Quaddeln an der betroffenen Stelle, verschwinden diese auch nach 50 Minuten nicht, kann man davon ausgehen, dass die Haut das Histamin nicht richtig abbauen kann.

Dieser Test bedeutet aber nicht, dass auch Histamin, welches über die Nahrung aufgenommen wurde, nicht richtig abgebaut werden kann. Daher ist auch dieser Test nicht ganz zuverlässig. Am sinnvollsten ist es auch hier, seinen Körper zu beobachten. Haben Sie nach Mahlzeiten, die viel Histamin enthielten, oft Juckreiz, Hautrötungen, Durchfall, Magenschmerzen, Kopfschmerzen oder ähnliche, eher unspezifische Symptome? Dann ist eine Möglichkeit zur Erklärung auf jeden Fall die Histaminintoleranz. Wenn Sie die Aufnahme von Histamin durch die Nahrung verringern und sich auch die Symptome schnell mindern, ist die Sache relativ schnell klar.

Wahrscheinlich fragen Sie sich jetzt, was das alles mit dem Leaky-Gut-Syndrom zu tun haben soll. Die Symptome beider sind eben relativ ähnlich und unspezifisch und zusätzlich ist bei beiden eine Diagnostik durch einen einfachen Test nicht immer aussagekräftig, sodass sowohl bei einer Histaminintoleranz als auch beim Leaky-Gut-Syndrom eine Beobachtung und entsprechende Umstellung der Ernährung die größten Erfolge erzielt. Ein Mensch kann potenziell natürlich auch an beiden gleichzeitig leiden, sodass bei den genannten Symptomen immer beide in Betracht gezogen werden sollten.

Leaky Gut und Reizdarm

Der Reizdarm, beziehungsweise das Reizdarmsyndrom, ist eine unschöne Sache. Vielleicht haben Sie schon mal davon gehört. Betroffene eines Reizdarmsyndroms leiden unter starken Beschwerden des Magen-Darm-Traktes. Dazu gehören Durchfall, Blähungen, Verstopfungen und starke Bauchschmerzen. Das Reizdarmsyndrom ist zwar keine gefährliche Krankheit, allerdings können Betroffene sehr stark darunter leiden, psychisch und physisch. Die Symptome des Reizdarms verschlimmern sich bei einem Großteil der Betroffenen sehr stark bei Stress. Wie genau oder warum ein Reizdarmsyndrom entsteht, ist aktuell nicht ganz klar, allerdings finden sich bei vielen Betroffenen ähnliche Veränderungen des Darms.

Zum einen ist die Peristaltik des Darms oft gestört, also die Kontraktionen, mit denen der Darm die Nahrung bewegt. Die Peristaltik wird vom vegetativen Nervensystem gesteuert, also dem Teil unseres Nervensystems, den wir nicht willentlich steuern können. Wenn unser Darm vom vegetativen Nervensystem die „falschen" Informationen bekommt, also zum Beispiel zu langsam kontrahiert, verbleibt die Nahrung zu lange im Darm und dadurch kann es zu Verstopfungen und Bauchschmerzen kommen. Die Hauptfunktion unseres Dickdarms ist die Resorption von Wasser aus dem Nahrungsbrei, so wird dieser eingedickt. Kontrahiert der Darm aber zu schnell, verbleibt die Nahrung nicht lange genug im Dickdarm und es kann nicht genug Wasser resorbiert werden. So kann es zu Durchfall kommen.

Zusätzlich findet man bei Menschen, die an einem Reizdarm leiden, oft eine erhöhte

Durchlässigkeit der Schleimhaut im Darm. Sie verstehen, worauf ich hinaus möchte?

Bei Reizdarmpatienten wurde beobachtet, dass sich die Tight Junctions zu schnell abbauen. Vielleicht erinnern Sie sich, Tight Junctions waren die Proteinkomplexe, die die Zellen der Darmschleimhaut miteinander fest verbinden. Sind nicht genug Verbindungen vorhanden oder die bestehenden Verbindungen sind nicht fest genug, wird die Darmschleimhaut durchlässig. Weiterhin wurde festgestellt, dass Reizdarmpatienten eine erhöhte Anzahl an Immun- und Abwehrzellen im Darm aufweisen und sie oft ebenfalls ein gestörtes Mikrobiom im Darm besitzen.

Leider ist es, wie beim Leaky-Gut-Syndrom, relativ schwierig, einen Reizdarm zu diagnostizieren. Daher ist er meist eine Ausschlussdiagnose. Damit werden Diagnosen bezeichnet, von denen erst ausgegangen werden kann, wenn der Arzt oder die Ärztin alle anderen Ursachen für die Beschwerden ausschließen konnte. Zum Beispiel können auch Allergien und Unverträglichkeiten auf Lebensmittel die Ursache für Durchfälle und Bauchschmerzen sein, ein solcher Grund für die Beschwerden sollte immer ausgeschlossen

werden. Diagnostisch sollten vor allem die drei typischen „Handwerksfähigkeiten" eines Arztes genutzt werden: Perkussion, Palpation und Auskul-
tation, also Klopfen, Tasten und Hören. Durch Untersuchung des Klopfgeräusches am Bauch kann
herausgefunden werden, ob und wie stark der
Darm mit Luft oder Stuhl gefüllt ist.

Beim Tasten kann die behandelnde Person erkennen, ob der Patient an bestimmten Stellen des
Darms Verdickungen oder Spannungen aufweist
und ob dort ein Schmerzgefühl durch das Tasten
ausgelöst werden kann. Zusätzlich kann durch das
Abhören mittels eines Stethoskops die Peristaltik,
also Aktivität und Bewegung, des Darms ermittelt
werden. Zuletzt kann man durch eine Blutunter-
suchung herausfinden, ob Entzündungen vorliegen. Ein typischer Entzündungswert im Blut ist
das sogenannte CRP, das bedeutet C-reaktives
Protein. Der CRP-Wert steigt bei Entzündungen
an und kann so schnell Hinweise auf entzündliche
Prozesse im Körper geben. Beim gesunden Menschen liegt der Normalwert des C-reaktiven Proteins etwa bei 5 mg pro Liter. Hierbei ist aber
wichtig, zu sagen, dass der CRP-Wert bei fast jeg-
licher Art von entzündlichen Prozessen im Körper

ansteigt, zum Beispiel auch bei einer Erkältung, er ist also nicht nur auf Entzündungen im Darm beschränkt. Die Ursache eines erhöhten CRP-Wertes sollte also immer durch weitere Tests untersucht werden.

Die DGVS, also die Deutsche Gesellschaft für Verdauungs- und Stoffwechselkrankheiten, gibt vor, dass für die Diagnose eines Reizdarms mindestens drei der folgenden Kriterien erfüllt sein müssen: starke Beeinträchtigung der Lebensqualität durch die Beschwerden des Darms, die Beschwerden können nicht durch das Vorliegen ähnlicher Krankheiten verursacht werden, die Beschwerden sind anhaltend und treten mindestens einmal pro Woche auf.

Ganz wichtig ist es mir, noch zu sagen, dass zum Beispiel Fieber, starker Gewichtsverlust und Blut im Stuhl nicht mit dem Reizdarmsyndrom in Verbindung gebracht werden. Solche Symptome können ihren Ursprung in schweren Erkrankungen des Magen-Darm-Traktes haben und sollten in jedem Fall ärztlich abgeklärt werden!

Leider kann das Reizdarmsyndrom momentan nur symptomatisch behandelt werden. Das bedeutet, dass die Behandlung nicht die Ursache bekämpft, sondern „nur" die daraus entstehenden Probleme. Da die Beschwerden bei den Betroffenen sehr verschieden ausfallen können und von Durchfall bis zu Verstopfungen reichen, sollte die Therapie immer ganz individuell an den Patienten angepasst werden. Wie bereits erwähnt, verschlimmert Stress die Beschwerden bei den meisten Betroffenen sehr stark. Stress sollte also möglichst vermieden werden, dazu mehr im Kapitel „Stress reduzieren". Außerdem sollten Lebensmittel vermieden werden, auf die der Körper mit einer Verstärkung der Beschwerden reagiert. Zum Beispiel führen Bohnen bekannterweise zu Verstopfungen und Blähungen. Kaffee und scharfes Essen beziehungsweise scharfe Gewürze führen hingegen bei vielen Menschen, vor allem jenen mit einem empfindlichen Magen oder Darm, zu Durchfall oder Bauchschmerzen.

Zur Linderung der Beschwerden sollten nichtmedikamentöse Therapien, wie eine Reduktion von Stress und eine Umstellung der Ernährung, die erste Wahl sein. Wenn die Beschwerden aber weiterhin bestehen, sollte auch die Einnahme von Medikamenten in Betracht gezogen werden. Je nach Beschwerden können das zum Beispiel

Schmerzmittel, Antidiarrhoika oder abführende Medikamente sein. Die Einnahme von Medikamenten sollte aber immer ärztlich abgeklärt werden, vor allem, wenn die Medikamente dauerhaft oder sehr oft eingenommen werden. Sie können zu starken Nebenwirkungen führen, wenn sie nicht richtig dosiert werden oder kontraindiziert sind!

Viele Menschen scheuen sich davor, Medikamente zu nehmen, vor allem, wenn die Beschwerden eher „leichter" sind. Grundsätzlich ist es natürlich nicht sinnvoll, bei jedem Wehwehchen Paracetamol oder Ibuprofen einzunehmen, das ist wohl klar. Beispielsweise werden Ibuprofen und Paracetamol in der Leber verstoffwechselt und verursachen Leberschäden. Keine Wirkung ohne Nebenwirkung, wie man so schön sagt. Allerdings ist es trotzdem sehr wichtig, zwei Dinge zu verstehen. Erstens gibt es keine Preise für tapferes Verhalten, zumindest nicht bei den meisten Erwachsenen. Wenn Sie mit Schmerzen und Beschwerden den ganzen Tag auf der Couch oder im Bett liegen, dann dankt Ihnen das am Ende leider keiner. Menschen mit chronischen Krankheiten neigen dazu, vor allem zu Beginn ihrer Diagnose, sich für ihre

Beschwerden zu schämen und aufgrund der Beschwerden ihr soziales Leben einzuschränken. So ein Verhalten dauerhaft an den Tag zu legen, kann neben den physischen Beschwerden auch noch zu psychischen Problemen führen.

Zweitens können dauerhafte Schmerzen und Beschwerden uns dazu bringen, eine Schonhaltung anzunehmen. Bei Knochenbrüchen oder Schädigungen von Muskeln und Sehnen kann eine Schonhaltung den Heilungsprozess stark verschlechtern. Denn durch die Minderbelastung wird die betroffene Stelle weniger durchblutet und bewegt als die gesunde Seite. Außerdem entstehen so Dysbalancen und Fehlbelastungen von Muskeln, die zu Schmerzen führen können. So etwas kann auch bei einer Schonhaltung aufgrund von Darmbeschwerden passieren, zum Beispiel, wenn die betroffene Person viel liegt oder eine gekrümmte Haltung einnimmt. Es spricht also nichts gegen eine ärztlich abgesegnete und verantwortungsvolle Einnahme von Medikamenten.

Das Reizdarmsyndrom und die Histaminintoleranz in dieser Lektüre zu erwähnen, war mir wichtig, weil beide Differentialdiagnosen in Bezug auf das Leaky-Gut-Syndrom sein können. Als

Differentialdiagnosen bezeichnet man Krankheiten oder Diagnosen, die sehr ähnliche Symptome zur vermuteten Krankheit aufweisen. In der Medizin ist es sehr wichtig, auch immer mögliche Differentialdiagnosen im Hinterkopf zu behalten, denn die Therapie kann bei den gleichen Symptomen unter Umständen völlig anders sein. Um die Differentialdiagnosen voneinander abgrenzen zu können, ist es also sehr wichtig, einen besonderen Fokus auf die Ursachen der Beschwerden zu setzen.

Und was kann ich nun selbst tun?

Zunächst einmal können Sie aufatmen. Ein Leaky-Gut-Syndrom zu haben, ist nun wirklich nicht angenehm, glücklicherweise lässt sich der durchlässige Darm aber verhältnismäßig einfach behandeln. Die drei wichtigsten Komponenten der Behandlung sind eine Umstellung der Ernährung, die Reduktion des Stresslevels im Alltag und eine unterstützende Behandlung mit Probiotika.

Eine weitere gute Nachricht für Sie: Die Darmschleimhaut hat im Vergleich zum Rest des

Körpers eine sehr hohe Mitoserate. Die Mitoserate gibt an, wie schnell sich die Zellen im Körper teilen, also auch regenerieren. Das bedeutet, dass Sie mit der richtigen Ernährungsumstellung und Behandlung eine schnelle Besserung der Symptome bemerken können.

ERNÄHRUNG UMSTELLEN

Bei der Behandlung eines Leaky-Gut-Syndroms ist es zunächst unabdingbar, die eigene Ernährung zu hinterfragen und daraufhin bedürfnisorientiert zu verändern. Was ich genau mit „bedürfnisorientiert" meine, werde ich an späterer Stelle näher erläutern.

Es ist alles andere als sinnvoll, einfach von heute auf morgen Lebensmittel, wie Weißmehl, Zucker und Fermentiertes, aus der eigenen Ernährung zu streichen. Viel wichtiger ist es erst einmal, zu lernen, sein eigenes Essverhalten und die Reaktion des Körpers zu beobachten und zu verstehen. Ich weiß auch, dass das gar nicht so einfach ist, aber trotzdem ist es sehr wichtig, zu lernen, wie der eigene Körper funktioniert und reagiert. Beobachten Sie sich selbst: Was essen Sie beispielsweise an den Tagen, an denen Sie arbeiten und ein eher erhöhtes Stresslevel haben? Wie reagiert Ihr Körper darauf? Vergleichen Sie Ihre Ernährungsweise und die Reaktion Ihres Körpers mit den Tagen, an denen Sie entspannter sind. Denn wie bereits erwähnt, spielt Stress auch eine wichtige Rolle bei einem durchlässigen Darm. Am besten ist es natürlich, wenn Sie sich notieren, was Sie gegessen haben und wie Sie sich danach gefühlt haben.

Das können Sie sich natürlich ganz altmodisch auf Papier notieren, mittlerweile gibt es aber auch einige Apps, mit denen sich das Ernährungsverhalten gut beobachten lässt. Egal, wie Sie das lösen möchten, wichtig ist vor allem eines: am Ball bleiben. Je länger Sie sich selbst beobachten, desto besser können Sie am Ende auf die Bedürfnisse Ihres Körpers reagieren. Das kann mitunter einige Wochen, vielleicht auch wenige Monate, beanspruchen. Aber ich verspreche Ihnen: Es lohnt sich!

Wenn Sie nun bemerken konnten, dass ein bestimmtes Lebensmittel bei Ihnen die Symptome des Leaky-Gut-Syndroms verstärkt, können Sie damit beginnen, dieses mehr und mehr aus Ihrer täglichen Ernährung zu streichen. Das ist manchmal gar nicht so einfach, ich weiß. Sicherlich wird den meisten von Ihnen schnell auffallen, dass zum Beispiel Zucker die Beschwerden des Leaky Guts verstärkt. Leider ist es heutzutage aber fast unmöglich, sich zuckerfrei zu ernähren. Zucker findet sich, auch häufig versteckt, in unzähligen Lebensmitteln. Dazu kommt, dass der „Entzug" von Zucker bei den meisten von uns zu starken Heißhungerattacken und anfangs auch zu Konzentrationsstörungen führt, so stellt sich früher oder später eine Unzufriedenheit ein. Wie Sie versteckte Zucker erkennen können und dem Heißhunger durch ausgewogene Ernährung entgegenwirken, finden Sie im Kapitel „Lebensmittelratgeber".

STRESS REDUZIEREN

Stress ist ungesund, das weiß eigentlich jeder. Stress wirkt sich negativ auf unsere Psyche aus und kann zu ernstzunehmenden Erkrankungen, zum Beispiel Depressionen und Burn-out, führen. Genauso kann Stress den Körper aber auch physisch beeinträchtigen. Von einer stressbedingten Magenschleimhautentzündung haben sicher viele von Ihnen bereits gehört. Aber wie genau wirkt sich Stress negativ auf unseren Körper aus, vor allem auf unseren Darm?

Unser Nervensystem besteht aus einem Teil, den wir selbst steuern können, indem wir beispielsweise aktiv unsere Muskeln bewegen, sprechen und vieles mehr. Ein anderer Teil unseres Nervensystems ist von uns nicht willentlich steuerbar, diesen Teil nennt man vegetatives Nervensystem und er besteht aus dem Sympathikus und dem Parasympathikus. Der Parasympathikus ist aktiviert, wenn wir uns in entspannten und gefahrlosen Situationen befinden. Er steuert die Körperfunktionen, die für den Menschen lebenswichtig sind, aber in Gefahrensituationen „abgeschaltet" werden können, weil sie im Kampf um Leben oder Tod eben eher nebensächlich sind. Dazu gehört zum Beispiel das Hungergefühl oder der Drang, auf die Toilette zu müssen.

Sein Gegenspieler hingegen, der Sympathikus, schüttet Adrenalin und Cortisol aus, wenn wir uns in Gefahrensituationen befinden. Diese beiden Stoffe steigern unsere Leistungsfähigkeit und nutzen die Energie des Körpers für die lebensnotwendigen Funktionen, zum Beispiel für die

Muskelkraft, und sichern so das Überleben. Vom berühmten „fight or flight"-Prinzip haben Sie sicher schon einmal gehört.

Was passiert denn aber nun, wenn wir im Alltag ständig Stress ausgesetzt sind? Nun, der Körper aktiviert den Sympathikus und Energie wird für überlebensnotwendige Funktionen im Körper genutzt. Die Energie für diese Aktionen muss dafür den in diesem Moment „unnötigen" Funktionen entzogen werden, zum Beispiel unserem Darm. So wird die Peristaltik, also die Darmbewegung zur Verdauung, gehemmt oder sogar ganz gestoppt. Das kann zu Beschwerden, wie Verstopfung oder auch Bauchschmerzen, führen. Als Folge kann aber auch Durchfall entstehen, denn wenn der Darm durch die entzogene Energie der Nahrung kein Wasser mehr entziehen kann, bleibt das Wasser in der Ausscheidung. Beides nicht besonders schön. Zusätzlich beeinflussen Adrenalin und Cortisol nicht nur die Energieverteilung im Körper, sondern auch das Mikrobiom des Darms, denn sie wirken schädigend auf die Bakterien, die unseren Darm besiedeln. Werden die nützlichen Bakterien gehemmt, die die Verdauung unterstützen, führt das ebenfalls zu Verstopfung, Durchfall oder Bauchschmerzen.

Für einen gesunden Körper und einen gesunden Darm ist es also essenziell, das Stresslevel möglichst niedrig zu halten. Natürlich funktioniert das nicht immer. Stress ist ja auch per se nichts Schlechtes, da er uns auch anspornen kann und vor bedrohlichen Situationen schützt. Wenn der Stress aber zum Dauerzustand wird, ist das einfach nicht gesund. Jeder Mensch hat seine eigene Strategie, um mit Stress umzugehen. Spazieren, meditieren, sich mit Freunden treffen, fangen Sie auch hier an, sich selbst zu beobachten, und lernen Sie, was Ihrem Körper guttut.

RESILIENZ

Resilienz ist ein Begriff aus der Psychologie und bezeichnet die Fähigkeit, auf Krisen zu reagieren, sie zu bewältigen und sie anschließend für die persönliche Entwicklung zu nutzen. Ein Beispiel wäre ein Kind, welches in einer gewaltvollen Umgebung aufwächst, später aber trotzdem ein erfolgreiches Leben führt und die Traumata der Vergangenheit nutzt, um im Erwachsenenalter den eigenen Kindern bessere Werte mitzugeben. Ein anderes Beispiel ist ein Erwachsener, der nach einem schweren Schicksalsschlag oder Trauma, vielleicht ein schwerer Unfall oder der Tod eines nahestehenden Menschen, nicht aufgibt, sondern sein Leben fortführen kann.

Es gibt verschiedene Faktoren, die die Resilienz, als Synonym dafür möchte ich hier auch die Widerstandskraft nutzen, eines Menschen positiv oder negativ beeinflussen können. Positiv auf die Widerstandsfähigkeit wirken sich beispielsweise Unterstützung durch das soziale Umfeld (Freunde, Familie, Kollegen und so weiter), Intelligenz und die Fähigkeit, die eigenen Emotionen kontrollieren zu können, aus. Negative Auswirkungen haben toxische Beziehungen (egal, ob freundschaftlich, familiär oder romantisch) und eine geringe Fähigkeit zur Impuls- und Selbstkontrolle.

Nach aktueller Forschung ist Resilienz zu einem Teil angeboren. Ein anderer Teil lässt sich jedoch trainieren. Auf das Resilienz-Training möchte ich nun näher eingehen. Bei Kindern zeigt ein Resilienz-Training nachweislich wenig Wirksamkeit, aber Erwachsene können dadurch merkbare Effekte erzielen. Das Resilienz-Training basiert im Grunde auf sieben Säulen:

1. Akzeptanz: Das klingt leider so dahergesagt, aber die Akzeptanz spielt eine ganz entscheidende Rolle bei der Bewältigung von Krisen und Stress. Ist eine Situation in diesem Moment nicht zu verändern, dann müssen Sie versuchen, das Beste daraus zu machen. Wenn Sie sich nämlich zu lange damit aufhalten, werden Sie die eigenen Ressourcen verschwenden.

2. Positives Denken: Manchmal denkt man sich, „heute war ein richtig schlechter Tag, es lief einfach alles schief, was auch nur irgendwie hätte schiefgehen können“. Aber war heute wirklich alles schlecht? An solchen Tagen gibt es meist zwei oder drei große Dinge, die richtig mies gelaufen sind. Das sollte man akzeptieren und danach überlegen, ob denn heute wirklich *alles* schlecht war. Meistens gibt es auch an solchen Tagen einige schöne Kleinigkeiten, die durch den „schlechten“ Tag irgendwie in den Hintergrund gerückt sind. Vielleicht waren die Tankpreise besonders günstig oder die Person, die Ihnen den Kaffee verkauft hat, war besonders freundlich. Überlegen Sie mal.

3. Selbstwahrnehmung: Die meisten Menschen nehmen sich selbst viel schlechter wahr, als ihre Außenwelt es tut. Wir gehen oft viel zu kritisch mit uns selbst ins Gericht, weil uns die Fähigkeit fehlt, sich selbst objektiv zu beurteilen, quasi wie aus der Vogelperspektive. Sich selbst unvoreingenommen zu bewerten, ist aber gut trainierbar. Ein Beispiel: Sie haben heute auf der Arbeit eine wichtige Präsentation gehalten. Nachdem Sie fertig sind, gehen Sie nach Hause, mit dem Gefühl, sehr schlecht gewesen zu sein. Nehmen Sie jetzt mal die metaphorische Vogelperspektive ein, in diesem Falle vielleicht die Perspektive eines Kollegen oder einer Kollegin, die zu ihnen ein neutrales Verhältnis führt. Welche drei Punkte hätte diese Person wohl als Lob oder Kritik in Bezug auf Ihre Präsentation genannt?

4. Optimismus: Ebenso, wie wir dazu neigen, uns selbst schlechter zu sehen, als wir sind, neigen wir auch dazu, uns immer den „worst case" auszumalen. Dann ist die Enttäuschung am Ende ja nicht so hoch. Das mag vielleicht sein, aber der Ansporn, diese Hürde zu überwinden, wird dann genauso niedrig sein. Wie könnte denn der „best case" aussehen und ist er wirklich viel unwahrscheinlicher als der worst case?

5. Kontrolle und Verantwortung: Resiliente Menschen wissen, dass sie Einfluss auf den Verlauf bestimmter Dinge in ihrem Leben haben. Das gilt natürlich nicht für alles im Leben, zum Beispiel nicht für einen Todesfall im Bekanntenkreis. Wenn Sie unzufrieden mit einer Situation sind, überlegen Sie, wie man diese Situation ins Positive verändern könnte. Übernehmen Sie Verantwortung für die Dinge, die beeinflussbar sind, und verharren Sie nicht in der Opferrolle.

6. Mitmenschen: Resiliente Menschen haben in der Regel ein großes und verlässliches soziales Netzwerk. Allein der Gedanke daran, nicht allein mit einem Problem zu sein, hilft vielen Menschen. Sollten Sie mal nicht wissen, wie es gerade weitergeht, dann sprechen Sie mit einer Vertrauensperson darüber. Resilient zu sein bedeutet nämlich nicht, alle seine Probleme auf eigene Faust zu lösen.

7. Erinnerung: Wenn Sie vor einer großen Herausforderung stehen, die scheinbar nicht zu überwinden ist, versuchen Sie, sich zu erinnern: „Welche Hürden habe ich in der Vergangenheit überwinden können? Davor habe ich mich genauso gefühlt, wie ich mich jetzt gerade fühle, und trotzdem habe ich das geschafft. Dann schaffe ich das hier auch."

PROBIOTIKA ALS ERGÄNZENDE BEHANDLUNG

Probiotika sind nicht zu verwechseln mit Präbiotika, auf die ich später im Lebensmittelratgeber eingehen werde. Probiotika sind Präparate aus nicht pathogenen, also nicht krankheitsauslösenden, lebenden Mikroorganismen. Sie enthalten meist Bakterien, Hefen oder mikroskopisch kleine Algen. Zu den in Probiotika enthaltenen Bakterien zählen unter anderem Laktobazillen. Das sind Bakterien, die durch Gärungsprozesse aus Glucose Milchsäure herstellen können. Ein anderer Mikroorganismus, der häufig in Probiotika enthalten ist, ist die Hefe mit dem schönen Namen Saccharomyces boulardii, auch als „medizinische Hefe" bekannt. Saccharomyces boulardii wird auch häufig bei anhaltendem Durchfall empfohlen, da diese Hefe Stoffe absondert, sogenannte Proteasen, die Giftstoffe spalten. Außerdem kann sie krankmachende Erreger binden und so unschädlich machen.

Die Wirkungsweise von Probiotika wird also durch verschiedene Mechanismen gesichert. Die enthaltenen Organismen können pathogene Erreger binden, ihnen die Nahrung „zerstören" oder den pH-Wert vermindern, also ins saure Milieu verschieben. Die meisten Bakterien wachsen nämlich eher im basischen Milieu optimal. Wie ich bereits erwähnt hatte, können Antibiotika das Mikrobiom ganz schön durcheinanderbringen, was schnell zu Beschwerden des Magen-Darm-Traktes führt.

Hier ist es hilfreich, nach Beendigung der Antibiotika-Therapie präventiv probiotische Präparate oral einzunehmen, um Magen-Darm-Problemen vorbeugend entgegenzuwirken. Wichtig ist, Probiotika in ausreichender Menge einzunehmen, da ihre Wirksamkeit sonst nicht gewährleistet ist. Probiotische Präparate erhalten Sie in eigentlich jeder Apotheke rezeptfrei, trotzdem ist es hier sinnvoll, die Einnahme mit Ihrem Arzt oder Ihrer Ärztin abzusprechen.

Lebensmittel-
ratgeber

Im Folgenden habe ich für Sie einen kleinen Ratgeber erstellt, der Ihnen ein tieferes Verständnis für die Lebensmittel geben soll, denen Sie täglich begegnen. Er soll Ihnen das Einkaufen im Supermarkt etwas erleichtern. Teilweise werde ich auch auf die chemischen Basics der Stoffe eingehen, aber lassen Sie sich davon bitte nicht abschrecken.

Zwischen der Vielfalt an künstlichen oder auch natürlichen Inhaltsstoffen bestimmter Lebensmittel den Überblick zu behalten, kann manchmal ganz schön schwer sein. Damit Sie beim nächsten Einkauf die Möglichkeit haben, sich die Lebensmittel etwas genauer anzuschauen, bevor sie in den Einkaufswagen kommen, finden Sie in diesem Kapitel nähere Informationen zu verschiedenen Stoffen.

Dieser Ratgeber besteht nicht aus „10 Geboten", an die Sie sich halten müssen, um die Darmgesundheit positiv zu verändern. Jeder Mensch hat mal Lust auf Kekse, Kuchen oder Chips und das ist ganz normal und absolut nicht schlimm. Sich aber ein wenig gesünder und vor allem *bewusster* zu ernähren, wird nicht nur Ihrem Darm guttun, sondern auch dem Rest Ihres Körpers. Sehen Sie diesen Ratgeber also als eine Art Leitfaden, aus dem Sie sich gerne Inspirationen nehmen dürfen, ohne aber plötzlich auf alles verzichten zu müssen, was nicht Bio und gesund ist.

PRÄBIOTIKA

Präbiotika sind nicht das gleiche wie Probiotika. Das hatte ich ja bereits erwähnt. Durch die orale Einnahme von Probiotika nehmen Sie nützliche Bakterien und Hefen in Ihren Körper auf.

Präbiotika dagegen sind quasi Futter für die Organismen, die Sie bereits in sich tragen. Sie unterstützen also die vorhandenen „Ressourcen" Ihres Körpers. Als Präbiotika gelten zum Beispiel Flohsamen und Leinsamen.

Ihre Wirkung besteht darin, dass sie vom Mikrobiom des Darms abgebaut werden. Dabei entstehen Stoffe, wie zum Beispiel Milchsäure, die dem Mikrobiom wiederum als Nahrung dienen. Zusätzlich entstehen beim Abbau noch kurzkettige Fettsäuren, die sogenannten Carbonsäuren, zum Beispiel Buttersäure. Säuren tragen dazu bei, dass der pH-Wert im Darm erniedrigt, also saurer, wird. Wie wir bereits gelernt haben, macht ein saures Milieu das Wachstum für Krankheitserreger schwerer. Auch wenn Flohsamenschalen und Leinsamen vielleicht nicht unbedingt ansprechend klingen, verspreche ich Ihnen, dass es kinderleicht ist, diese in die eigene Ernährung zu integrieren. Flohsamen und Leinsamen sind klein und haben quasi keinen Eigengeschmack. Dafür lassen sie sich sehr gut morgens in beispielsweise Müsli und Joghurt einmischen. Man kann sie auch einfach in Brotteige untermischen und so zu sich nehmen. Da gibt es wirklich einige Möglichkeiten, probieren Sie gerne aus, was für Sie am besten funktioniert.

PROTEINE

Wenn man heute durch die Gänge der Supermärkte läuft, fällt einem vor allem eines auf: Proteine, Proteine, Proteine. Auf nahezu jedem Lebensmittel wird mit einem hohen Proteingehalt geworben. Joghurts, Müsli, Riegel, sogar auf Pasta. Nun, was hat es denn eigentlich mit diesen Proteinen auf sich? Sind die nicht nur wichtig für Menschen, die sich im Fitnessstudio Muskeln antrainieren möchten? Ich nehme mal vorweg: Nein, ganz und gar nicht. Aber kommen wir erst einmal dazu, woraus sie überhaupt bestehen.

Proteine, auch Eiweiße genannt, bestehen aus Aminosäuren. Es gibt 21 proteinogene Aminosäuren, also Aminosäuren, die dem Körper dazu dienen, Proteine aus ihnen herzustellen. Aminosäuren können verschiedene Eigenschaften haben. Sie bestehen nämlich immer aus einem festen Grundgerüst, unterscheiden sich jedoch untereinander nur in einem einzigen „Anhängsel". Je nachdem, welche chemischen Eigenschaften dieses Anhängsel hat, kann auch die Aminosäure sauer oder basisch und wasserlöslich oder wasserunlöslich reagieren. Mehrere Aminosäuren verknüpfen sich unter der Abgabe von etwas Wasser zu einem Protein. Die Aufgaben von Proteinen im Körper sind vielfältig. Sie dienen dem Zellwachstum, beschleunigen physiologische Prozesse, speichern Sauerstoff und vieles mehr. Der Tagesbedarf an Proteinen liegt bei erwachsenen Menschen in etwa bei einem Gramm Protein pro Kilogramm Körpergewicht. Bei Menschen, die viel Sport machen und Muskeln aufbauen möchten, rät man sogar zu 1,5 Gramm pro Kilogramm Körpergewicht. So können Sie sich ganz einfach ausrechnen, wie viel Protein Sie am Tag benötigen. Mehr dazu später.

Ein wichtiger Begriff bei Proteinen ist die biologische Wertigkeit. Wie bereits erwähnt, bestehen Proteine aus mehreren Aminosäuren, die sich verknüpfen. Je mehr die Zusammensetzung aus Aminosäuren eines Proteins dem Bedarf an Aminosäuren des Körpers ähnelt, desto höher ist die biologische Wertigkeit dieses Proteins. Somit beschreibt die biologische Wertigkeit, wie gut sich ein aufgenommenes Protein in ein körpereigenes

Protein umwandeln lässt. Proteine bestehen teilweise aus Stickstoff und sind für den Menschen die wichtigste Stickstoffquelle. Deswegen kann man die biologische Wertigkeit eines Proteins anhand der Aufnahme und Abgabe von Stickstoff berechnen. Das Protein aus Hühnereiern besitzt zum Beispiel eine biologische Wertigkeit von 100. Danach folgen zum Beispiel Thunfisch mit 92, Kuhmilch mit 82 und Geflügel mit 80. Die biologische Wertigkeit sagt allerdings nichts über den Gehalt von Vitaminen oder anderen Mineralstoffen aus und ist deshalb eher eine Orientierungshilfe und kein Maß dafür, wie gesund ein Lebensmittel ist.

Symptome eines Proteinmangels sind zum Beispiel Müdigkeit und Abgeschlagenheit, Haarausfall, trockene Haut und brüchige Nägel. Proteine sind nicht nur in Fleisch versteckt, viele Nüsse und Hülsenfrüchte enthalten sogar sehr viele Proteine. Dazu zählen zum Beispiel Erdnüsse, Bohnen, Kichererbsen und Linsen. Mit bewusster Ernährung ist es eigentlich sehr einfach, den täglichen Proteinbedarf zu decken, auch bei einer vegetarischen oder veganen Ernährung.

Einen wichtigen Punkt habe ich Ihnen bis jetzt vorenthalten. Eiweiße sättigen schneller als

Kohlenhydrate und vor allem sättigen sie sehr lange. Das bedeutet, dass man mit einer täglich ausreichenden Zufuhr an Eiweißen Heißhungerattacken vorbeugen kann, die ja meist mit der Aufnahme von Bergen an Zucker enden. Ist der Heißhunger bereits da, kann man ihn auch mit einem proteinreichen Snack, zum Beispiel mit Nüssen oder einem Eiweißriegel, bekämpfen. So helfen Proteine nicht nur beim Abnehmen, da durch das langanhaltende Sättigungsgefühl weniger Kohlenhydrate und Kalorien zu sich genommen werden, sondern wirken sich auch positiv auf einen Leaky Gut aus, da sie dabei helfen, weniger Zucker zu essen.

KOHLENHYDRATE UND ZUCKER

Kohlenhydrate und Zucker. Manchen Menschen läuft es schon beim Hören dieser Worte kalt den Rücken herunter. Das ist aber nicht berechtigt. Die allermeisten Lebensmittel lassen sich sowieso nicht in Schubladen wie „gut" oder „schlecht" einordnen und sollten immer differenziert betrachtet werden. Starten wir, wie auch bei den Proteinen, bei den chemischen Grundlagen dieser beiden

Stoffe. Kohlenhydrate sind aus Zuckermolekülen aufgebaut und lassen sich, abhängig von der Anzahl der Zuckermoleküle in ihrem Grundgerüst, kategorisieren.

Zunächst gibt es Einfachzucker, diese sind, sie können es sich bereits denken, aus einem Zuckermolekül aufgebaut. Dazu zählen zum Beispiel Glucose und Fructose, die bekanntlich auch süß schmecken. Als Nächstes kommen Zweifachzucker, bestehend aus zwei Zuckermolekülen. Unter diese Kategorie fallen Laktose, also Milchzucker, und Saccharose, der bekannte Haushaltszucker. Auch diese beiden schmecken süß. Zuletzt gibt es die Vielfachzucker, die aus mehr als zwei Zuckermolekülen bestehen. Der bekannteste Vertreter von ihnen ist die Stärke, diese schmeckt nicht mehr süß. Die verschiedenen Zuckerarten haben verschiedene Eigenschaften, zum Beispiel sind sie unterschiedlich schnell für den Körper verwertbar.

Empfohlen ist durch die Deutsche Gesellschaft für Ernährung, die DGE, dass mindestens 50 % der Nahrungsenergie pro Tag aus Kohlenhydraten bestehen soll – hier muss ich aber direkt einhaken, der Zuckeranteil dieser Kohlenhydrate sollte möglichst klein sein. Schade. Gesunde Kohlenhydratquellen sind zum Beispiel Süßkartoffeln, Haferflocken, Quinoa oder Hülsenfrüchte. Durch ihren zusätzlich hohen Proteinanteil sind Hülsenfrüchte also besonders gesund.

Zucker ist also nicht gleich Zucker, das wissen wir jetzt. In den Inhaltsstoffen von Lebensmitteln finden sich unzählige Namen für ungesunde Zucker, da ist es manchmal schwer, zu durchschauen, wo nun Zucker enthalten ist und wo nicht. Eine komplett zuckerfreie Ernährung ist sicherlich möglich, empfehlen würde ich es persönlich aber nicht. Unser Körper braucht Zucker und Kohlenhydrate, um zu arbeiten und zu funktionieren. Unser Gehirn braucht sogar ganze 140 Gramm Zucker pro Tag.

Ich möchte Ihnen nur ans Herz legen, bewusst einfach etwas weniger Zucker zu sich zu nehmen. Denn Zucker ist in so einigen Lebensmitteln zu finden, die auch gut ohne auskommen würden, zum Beispiel in Knäckebrot, Brot, Pesto, Fruchtjoghurts, Frischkäse, in diversen Aufstrichen und einigen weiteren Produkten. Trotzdem gibt es aber genug Alternativen, die keinen Zucker enthalten und sich im Regal schnell finden lassen, wenn man sich die Zeit nimmt. Zuckerfreie Alternativen schmecken keinesfalls weniger gut als die Produkte mit Zucker. Meistens merkt man den Unterschied nicht mal. Auch sind Produkte ohne Zucker nicht nur bio und teuer, in der Regel tut es auch die Eigenmarke des Supermarktes.

FETTE

Überraschung – auch Fette sind grundsätzlich nichts Schlechtes. Fette bestehen aus Fettsäuren, also den langkettigen Carbonsäuren, von denen ich vorhin bereits gesprochen hatte. Chemisch gesehen lassen sich Fette vor allem durch ihre schlechte Wasserlöslichkeit von anderen Makromolekülen, wie Proteinen und Fetten, abgrenzen. Es gibt apolare Lipide, welche sich gar nicht oder nur sehr schlecht in Wasser lösen, und es gibt amphiphile Lipide. Diese bestehen aus einem wasserlöslichen Teil und einem anderen wasserunlöslichen Teil. Ein Beispiel dafür sind die Phospholipide, aus denen unsere Zellmembran besteht. Die Lipide, die wir durch unsere Nahrung aufnehmen, sind in der Regel apolar, lassen sich also nicht in Wasser auflösen. Wegen ihrer Apolarität und ihrer Größe können sie nicht von den Zellen in unserer Darmschleimhaut aufgenommen werden. Deswegen müssen sie bei der Verdauung von den sogenannten Lipasen, das sind Enzyme, gespalten werden und werden anschließend in wasserlösliche Strukturen verpackt, so können sie nun aufgenommen und verstoffwechselt werden.

Auch die Fettsäuren, aus denen unsere Fette bestehen, lassen sich kategorisieren. Es gibt gesättigte, einfach ungesättigte und mehrfach ungesättigte Fettsäuren. Gesättigte Fettsäuren bestehen nur aus Einfachbindungen zwischen den Kohlenstoffatomen, sie können von unserem Körper selbst hergestellt werden und kommen zum Beispiel in Butter und Palmöl vor. Einfach ungesättigte Fettsäuren weisen eine Doppelbindung zwischen den Kohlenstoffatomen auf, sie sind unter anderem in Olivenöl und Rapsöl zu finden. Zuletzt haben wir die mehrfach ungesättigten Fettsäuren, die zwei oder mehr Doppelbindungen aufweisen. Besonders wichtige Vertreter dieser Gruppe sind Omega-6- und Omega-3-Fettsäuren, diese Bezeichnung gibt die Position der letzten Doppelbindung im Molekül an. Omega-3- und Omega-6-Fettsäuren senken erwiesenermaßen das Risiko für Erkrankungen des Herz-Kreislauf-Systems, wie Herzinfarkte und die koronare Herzkrankheit.

Sie sind essenziell, was bedeutet, dass unser Körper sie nicht selbst herstellen kann und wir sie deswegen mit der Nahrung aufnehmen müssen. Idealerweise sollten Omega-6 und Omega-3 im Verhältnis 5 zu 1 zu sich genommen werden, die meisten Menschen nehmen jedoch deutlich mehr Omega-6 zu sich. Daher ist es sinnvoll, vermehrt auf die Aufnahme von Omega-3 zu achten. Besonders reich an Omega-3 sind Leinöl und Leinsamen, Walnüsse und fettige Fische, zum Beispiel Lachs und Hering. Gesünder ist es aber, sein Omega-3 aus pflanzlichen Quellen zu beziehen, da diese mehr ungesättigte Fettsäuren enthalten und die tierischen in der Regel mehr gesättigte Fettsäuren.

Fettsäuren kann man außerdem noch in die cis- und trans-Form einteilen. Transfettsäuren sind schädlich für den Körper, sie begünstigen bewiesenermaßen zum Beispiel eine koronare Herzkrankheit und Fettstoffwechselstörungen. Das bekannteste Beispiel für die Entstehung von Transfettsäuren ist die Hydrierung von Fetten, das wird vor allem bei der Herstellung von Margarine genutzt. Vermutet wird auch, dass Transfette beim mehrmaligen Aufwärmen von Ölen entstehen, deswegen sollte Frittierfett niemals mehrmals verwendet werden.

KOHLENHYDRATE, FETTE UND PROTEINE IM RICHTIGEN MAß

Nun haben wir die drei wichtigsten Makromoleküle in Bezug auf die Ernährung abgefrühstückt. Ich hoffe, ich habe Sie mit den chemischen Grundlagen nicht zu sehr gelangweilt. Aber ich wollte nicht darauf verzichten, weil ich denke, dass jeder Mensch wenigstens einmal davon gehört haben sollte, vor allem natürlich die Menschen, die versuchen sich gesünder zu ernähren. Ein tieferes Verständnis für unsere Lebensmittel und für die Stoffe, aus denen sie bestehen, hilft da nämlich ungemein.

Zuletzt möchte ich noch ein wichtiges Thema ansprechen. Es ist nicht nur wichtig, Kohlenhydrate, Fette und Proteine in gesunder Form zu sich zu nehmen, sondern auch, sie richtig zu verteilen. Wie viele Kalorien ein Mensch am Tag zu sich nehmen sollte, ist abhängig von Geschlecht, Alter, Aktivität, Größe, Gewicht und weiteren Faktoren.

Wenn Sie möchten, können Sie das mal auf bestimmten Internetseiten genau ausrechnen. Als groben Richtwert kann man allerdings etwa 2000 kcal pro Tag nehmen.

Verstehen Sie mich nicht falsch, es soll hier nicht ums Abnehmen gehen. Es soll um eine gesunde Lebensweise gehen und diese ist eben auch abhängig von der Zahl der Kalorien, die wir täglich zu uns nehmen. Kardiovaskuläre Erkrankungen, also zum Beispiel Herzinfarkte, Schlaganfälle und die koronare Herzkrankheit, sind in Deutschland die Nummer 1 unter den Todesursachen. Große Risikofaktoren für solche Krankheiten sind Übergewicht und Diabetes. Auch beim Leaky-Gut-Syndrom wissen wir jetzt, dass eine gesunde Ernährung ein wichtiger Baustein der Therapie ist.

So, jetzt zurück zu unseren 2000 kcal pro Tag. Diese 2000 kcal sollten aus einer bestimmten Menge an Kohlenhydraten, Proteinen und Fetten bestehen. Auch hier kommt es wieder auf Faktoren, wie Geschlecht und Aktivität, an, aber wir nehmen erneut den groben Richtwert zur Veranschaulichung. Dieser geht pro Tag aus von ca. 265 Gramm an Kohlenhydraten, 65 Gramm Fett und

75 Gramm Eiweißen. Die meisten Menschen nehmen viel zu wenige Proteine zu sich, dafür aber
viel Fett und vor allem viele schnell verdauliche
Kohlenhydrate. Dadurch kommt das Hungergefühl nach der Mahlzeit deutlich schneller wieder
und wir nehmen am Ende des Tages mehr (ungesunde) Kalorien zu uns, als es gut wäre. Es gibt
viele Apps, mit denen Sie Ihr Kalorienziel und die
Grammzahl der Makromoleküle pro Tag individuell anhand Größe, Gewicht und so weiter ermit-
teln können. In die App können Sie dann eintra-
gen, was Sie den ganzen Tag über gegessen haben.
Das geht manuell, indem Sie sich die Nährwerttabelle auf der Rückseite des Lebensmittels an-
schauen, aber auch ganz einfach mit einem Bar-
codescanner per Handykamera.

Es ist natürlich absolut nicht schlimm, nicht
auf die genauen Werte zu kommen. Diese Werte
dienen der Orientierung und dürfen auch mal
über- oder unterschritten werden. Wenn Sie einfach versuchen, sich daran ungefähr zu halten, ist
das schon ein großer Schritt in die richtige Rich-
tung. Sich mal etwas öfter die Nährwerttabelle der
Lebensmittel anzuschauen, die Sie oft kaufen und
essen, wird Ihnen mit der Zeit auch ein Gefühl

dafür geben, wie viel Mehrwert Ihnen ein Lebensmittel bringt. Ich weiß ja nicht, wie es Ihnen geht, aber ich konnte früher überhaupt nichts mit den Werten dieser Tabelle anfangen. Ein Nussriegel mit 3 Gramm Eiweiß und 16 Gramm Kohlenhydraten – was soll mir das jetzt sagen?

Zusammengefasst: 6 Schritte, um einen Leaky Gut zu behandeln

1. Tracken Sie Ihr Ernährungsverhalten, am einfachsten geht das per App. So können Sie auch rückblickend erkennen, welche Nahrungsmittel Sie eingenommen haben und wie Ihr Körper darauf reagiert hat. Sie sollten versuchen, Nahrungsmittel zu vermeiden, die Ihre Beschwerden verstärken oder nicht verbessern.

2. Augen auf beim Lebensmittelkauf! Wenn Sie festgestellt haben sollten, dass industrielle Zucker Ihre Beschwerden verstärken, sollten Sie die Lebensmittel im Supermarkt genau darauf checken. Das kann anfangs etwas Zeit in Anspruch nehmen, mit der Zeit lernen Sie aber die verschiedenen Lebensmittel besser kennen. Achten Sie vor allem auf umschriebene Namen für bestimmte Lebensmittel, beispielsweise sind Maltose und Saccharose auch Bezeichnungen für Zucker.

3. Reduzieren Sie Stress – einfacher gesagt als getan, ich weiß. Im dazugehörigen Kapitel habe ich ausführlich erklärt, was Resilienz ist und wieso Stress so ungesund für uns sein kann. Stress zu reduzieren oder zu lernen, damit richtig umzugehen, ist ein Prozess. Jeder Mensch kann seine Methode, mit Stress umzugehen, positiv beeinflussen. Es ist möglich, nur eben nicht von heute auf morgen. Lassen Sie sich Zeit und gehen Sie nicht zu streng mit sich selbst ins Gericht.

4. Bekämpfen Sie die Ursache, nicht die Symptome. Eine symptomatische Behandlung wird die Beschwerden zwar kurzzeitig lindern, aber ist keine dauerhafte Lösung für ein beschwerdefreies Leben. Dazu gibt es ausführliche Tipps im Kapitel „Und was kann ich nun selbst tun?". Wenn die Behebung der Ursache bei Ihnen keine Linderung zeigen sollte, scheuen Sie sich bitte nicht davor, Medikamente nach ärztlicher Abklärung zu nutzen.

5. Da die Symptome des Leaky-Gut-Syndroms recht unspezifisch und vielfältig sind, gibt es andere Diagnosen, die gleiche Symptome aufweisen, aber eine ganz andere Ursache haben und somit anders therapiert werden müssen. Bei der Diagnose des Leaky-Gut-Syndroms sollten also unbedingt die Differentialdiagnosen ausgeschlossen werden. Zu den Differentialdiagnosen zählen das Reizdarmsyndrom und eine Histaminintoleranz.

6. Eine Umstellung der Ernährung funktioniert nicht von heute auf morgen, denn um die positiven Auswirkungen merken zu können, braucht es Zeit. Damit Sie den Spaß an der Sache nicht

verlieren und konsistent bleiben, ist es wichtig, sich nichts zu verbieten. Auch bei einer Ernährungsumstellung ist es in Ordnung, ab und zu mal ungesunde Lebensmittel zu essen.

Schlusswort

Einer der wichtigsten Aspekte bei der Ernährungsumstellung ist es, konstant zu bleiben und ein verantwortungsvolles Essverhalten zu entwickeln. Es bringt nichts, sich bestimmte Lebensmittel zu verbieten. Das mag vielleicht für zwei oder drei Wochen funktionieren, aber eben nicht dauerhaft. Wenn wir uns etwas verbieten, bekommen wir nur noch mehr Lust darauf. Außerdem rückt so der positive Zweck der Umstellung in den Hintergrund, weil er vom negativen Beigeschmack eines strikten Verzichts überschattet wird. Es ist überhaupt nicht schlimm, ab und zu mal Alkohol zu trinken oder Zucker zu essen, das wird Sie weder umbringen noch alle bisherigen Erfolge der Ernährungsumstellung zunichtemachen. Wenn Sie gelernt haben, Ihren Körper und seine Reaktion auf verschiedene Lebensmittel zu beobachten, merken Sie schnell, dass eine gewisse Menge an ungesunden Lebensmitteln keine schlimme Reaktion hervorruft.

Zum Schluss ist es mir auch sehr wichtig, zu sagen, dass Sie sich einen Arzt oder eine Ärztin suchen sollten, bei dem bzw. der Sie sich gut aufgehoben fühlen. Unspezifische Beschwerden, wie Konzentrationsstörungen, Müdigkeit, Durchfall oder Bauchschmerzen, werden oftmals verkannt und als irrelevant abgestempelt. Treten solche Beschwerden aber dauerhaft auf, ist das definitiv nicht normal und die Ursache dafür sollte behoben werden. Es gibt keinen Grund dafür, sich mit dauerhaften Beschwerden herumschlagen zu müssen, die eigentlich behandelbar sind.

Sowohl in der Medizin als auch in der Psychologie gibt es den Begriff „Bias", man kann ihn grob mit „Denkfehler" übersetzen. Im medizinischen Kontext bezeichnen Bias das Phänomen, dass wir manche Menschen unterbewusst aus verschiedensten Gründen diskriminieren, zum

Beispiel aufgrund ihres Geschlechts, der Haut-
farbe oder der Religion. Daraus folgt, dass die Beschwerden der betroffenen Person vom Arzt oder
von der Ärztin verzerrt wahrgenommen werden.
So wird Frauen stereotypisch zugeschrieben, dass
sie sensibler und schmerzempfindlicher sind als
Männer. Daher werden Schmerzmittel bei Frauen
seltener verschrieben. Auch Symptome wie Verstopfung und Bauchschmerzen oder Bauch-
krämpfe unterliegen oft Denkfehlern und werden
mit Periodenbeschwerden erklärt – und das ohne
eine gründliche Ursachenforschung der Beschwerden. Wenn Sie das Gefühl haben, mit Ihren
Beschwerden nicht ernst genommen zu werden,
sollten Sie sich von einer anderen Person behandeln lassen. Lassen Sie sich nicht einreden, dass es
normal ist, immer Probleme mit dem Darm zu haben.

Herstellung und Verlag:

BoD – Books on Demand, Norderstedt

ISBN: 9783756861156

1. Auflage

Kontakt: Psiana eCom UG/ Berumer Str. 44/ 26844 Jemgum

Covergestaltung: Fenna Larsson

Coverfoto: depositphotos.com

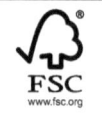